PRÉCIS ANATOMIQUE

DU CHEVAL,

POUR SERVIR D'INTRODUCTION

AU COURS D'EXTÉRIEUR,

A L'USAGE

DES OFFICIERS

ET

SOUS-OFFICIERS DE CAVALERIE;

Par Maxime JACQUEMIN,

SOUS-LIEUTENANT DES DRAGONS DE LA MANCHE.

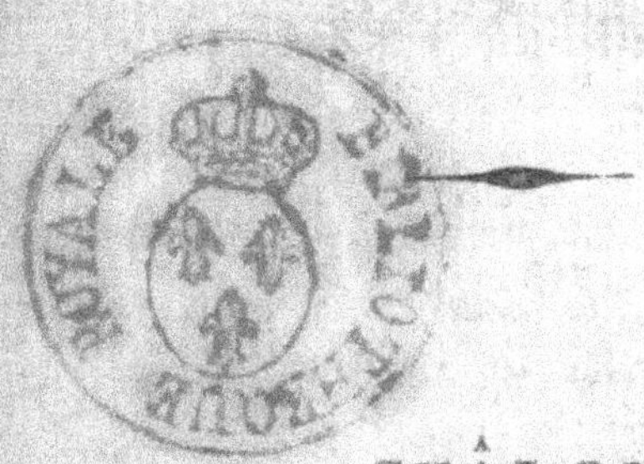

CHÂLONS,

De l'Imprimerie de BONIEZ-LAMBERT.

1821.

AVERTISSEMENT.

Cet abrégé anatomique du cheval,
ainsi que celui d'extérieur que j'ai déjà
présenté, n'est qu'une brève analyse du
cours professé à Saumur.

J'ai seulement rectifié quelques erreurs
que j'y ai reconnues, erreurs qui ne peuvent provenir que de l'inadvertance d'un
copiste, et qu'on ne saurait raisonnable-
ment attribuer au savant professeur de
l'établissement dont je me glorifierai toujours d'avoir reçu les leçons. Je regarde
donc ces inexactitudes comme de simples errata que je signale ici.

On établit d'abord qu'il n'y a qu'un
pariétal au lieu de deux qui existent
véritablement. Le nombre des os du
genou est fixé à neuf, tandis qu'il n'y
en a que sept. On dit en outre que les
coccygiens varient depuis quinze jusqu'à dix-huit; cependant le cheval n'en
a pas plus de huit, encore en trouve-

t-on presque toujours moins, vu les mu-
tilations que l'on fait subir à la queue. Je
trouve enfin qu'on émet que les paires
de nerfs auxquelles le cerveau donne
naissance, sont au nombre de douze, et la
dissection n'en offre réellement que dix.

Comme je me suis proposé de ne faire
qu'un simple extrait qui, en aidant la
mémoire, pût seconder les leçons orales,
je donne fort peu de détails sur les os, que
je me contente de nommer, indiquant
ensuite ou leur position, ou leurs usages,
ou leurs formes, ou leurs connexions.

Arrivé à la Splanchnologie, j'ai cru
opportun de traiter plus au long de cette
connaissance si éminemment attachante,
et qui est indispensable à l'administra-
tion bien calculée des soins réclamés par
l'Hygiène. Enfin je me suis efforcé, dans
la rédaction de ce précis anatomique, de
répondre à la confiance dont beaucoup
de régimens m'ont honoré, en adoptant
l'abrégé d'extérieur que j'ai déjà publié.

—

PRÉCIS ANATOMIQUE

DU CHEVAL.

GÉNÉRALITÉ D'ANATOMIE.

L'ANATOMIE est la connaissance de toutes les parties qui composent le corps des animaux. Elle est divisée en *Hippostéologie* ou étude des os du cheval, et en *Sarcologie* ou étude des parties molles, subdivisée à son tour en *Miologie*, étude des muscles, et en *Splanchnologie*, étude des viscères.

DES ARTICULATIONS.

Elles résultent de la réunion de deux ou plusieurs os : on distingue trois espèces d'articulations, les *immobiles*, les *mixtes* et les *mobiles*. Les premières sont celles des os de la tête, et finissent par s'ossifier ; les secondes appartiennent à la colonne vertébrale, et permettent de légers mouvemens en tous sens ;

les troisièmes sont en jeu toute la vie; elles ont lieu de quatre manières, par *genou*, par *charnière*, par *coulisse* et par *pivot*.

L'articulation par genou permet des mouvemens en tous sens.

L'articulation par charnière a pour mouvemens l'extension et la flexion : ce genre d'articulation se subdivise en *parfaite* et *imparfaite*.

La charnière *parfaite* permet trois sortes de mouvemens, 1.º en avant du rayon articulaire; 2.º en arrière de ce même rayon; 3.º en avant et en arrière.

La charnière *imparfaite* admet des mouvemens en avant, en arrière et un peu sur les côtés.

L'articulation par *coulisse* résulte de deux os qui glissent l'un sur l'autre.

L'articulation par *pivot* se compose d'un os tournant sur la pointe d'un autre qui lui sert d'axe.

Pour garantir les os des inconvéniens qui résulteraient de leur contact immédiat, les abouts articulaires sont revêtus de cartilages appelés *incrustés*; ces abouts sont encore lubréfiés par la *synovie*, espèce d'huile, maintenue dans l'intérieur de l'articulation par un véritable bandage nommé *capsule synoviale*.

Les côtés ou le centre des articulations reçoivent des ligamens très-résistans, pour assu-
rer la solidité de l'ensemble.

SQUELETOLOGIE.

On entend par *squelette*, l'assemblage des
os d'un animal fixés dans leur position naturelle, soit par la conservation des ligamens,
soit par le remplacement de ces ligamens par
des fils de laiton. Dans le premier cas, le
squelette est *naturel*, et *artificiel* dans le
second.

Le squelette est divisé en tête, tronc et
membres.

DE LA TÊTE.

Elle se subdivise en crâne et mâchoires.

DES OS DU CRANE. Ils sont au nombre de
huit, savoir :

L'occipital, os impair, ayant supérieurement une tubérosité qui forme la nuque.

Les deux *pariétaux* ; ils forment les mu-
railles du crâne.

Le *frontal*, os aplati, ayant deux fortes
éminences qui forment une partie de *l'arcade
orbitaire*.

Les deux *temporaux* ; ils sont très-irréguliers; ils donnent attache aux oreilles et s'articulent avec la mâchoire postérieure.

Le *sphénoïde* s'articule avec tous les os du crâne.

L'*ethmoïde* sépare le crâne des fosses nasales.

DES MÂCHOIRES.

Elles se divisent en *antérieure* et *postérieure*.

DES OS DE LA MÂCHOIRE ANTÉRIEURE. Ils sont au nombre de dix-sept.

Les deux *os du nez* servent de voûte aux fosses nasales.

Les deux *lacrymaux* servent de base aux larmiers; ils forment une portion de l'orbite.

Les deux *zigomatiques*; ils participent, ainsi que le frontal et les temporaux, à la formation de l'*arcade zigomatique*.

Les deux *grands maxillaires* forment les parties latérales de la tête, les cavités nasales, la voûte du palais, et le bord alvéolaire des molaires.

Les deux *petits maxillaires* font suite aux précédens; ils contiennent les incisives: l'intervalle qui existe entre ces dernières et les molaires se nomme *espace interdentaire*, divisé en grand et petit espace, par le crochet, dans les chevaux et dans les jumens bréhaignes.

Les deux *cornets*, os très-minces, situés dans l'intérieur des fosses nasales.

Le *vomer*, destiné à maintenir la cloison cartilagineuse.

Les deux *os du palais*, situés à la partie supérieure de la voûte palatine.

Les deux *ptérygoïdiens*, petits os, en forme d'aile, qui vont se joindre au sphénoïde.

De la mâchoire postérieure. Un seul os la forme; il est nommé *maxillaire, proprement dit*; son bord supérieur est garni d'alvéoles; le rétrécissement qui existe à la jonction des branches de cet os forme le menton, et l'éminence qu'on y remarque a été appelée *apophyse génienne*

L'espace qui résulte de l'écartement des branches du maxillaire se nomme *auge* en extérieur, les bords s'appellent *ganache*, et la partie où est logée la langue a reçu le nom de *canal*.

Les *barres* sont les espaces qui, dans la mâchoire postérieure, existent entre les incives et les molaires.

L'*hyoïde* est un os qui embrasse la langue; il est attaché aux temporaux par deux ligamens.

DU TRONC.

Le tronc est la seconde division du squelette; il s'étend de la tête à la queue; il a

dans son milieu supérieur la colonne vertébrale ; il est borné latéralement et antérieu-
rement par les côtes, inférieurement par le
sternum, et postérieurement par le coxal.

La *colonne vertébrale* est divisée en trois
régions : la première est celle des vertèbres
cervicales qui servent de base à l'encolure ;
elles sont au nombre de sept ; la première se
nomme *atloïde* ; la seconde, *axoïde* ; les cinq
autres n'ont point de noms particuliers. Les
vertèbres *dorsales*, au nombre de dix-huit,
forment la seconde région ; elles donnent latéralement attache aux côtes ; les troisième,
quatrième, cinquième et sixième forment le
garot. La troisième région comprend les six
lombaires qui servent de base aux reins.

Le *sacrum* fait suite aux lombaires ; il a une
disposition à peu près triangulaire et forme le
milieu de la croupe.

Des *côtes*. Au nombre de dix-huit de chaque
côté elles forment la cavité du thorax ; elles
sont fixées supérieurement par les vertèbres
dorsales et inférieurement par le sternum. Les
neuf premières, qui aboutissent directement
à cet os, sont nommées *sternales* ou *vraies
côtes* ; les neuf autres qui se soutiennent mu-
tuellement, au moyen de leurs cartilages,
s'appellent *asternales* ou *fausses côtes*.

Du *sternum*. C'est un os mi-osseux et mi-cartilagineux qui sert à fixer les côtes.

Du *coxal*. Cet os forme le bassin; il est divisé dans le jeune âge en *iléon*, *ischion et pubis*, tous os pairs.

Les *iléons* sont situés supérieurement; ils forment le sommet de la croupe et la pointe des hanches.

Les *ischions* sont au-dessous des précédens, leurs éminences postérieures forment les pointes des fesses.

Les *pubis* sont d'une forme triangulaire et situés à la partie inférieure du bassin; les deux trous ovalaires qui s'y remarquent se nomment *inguinaux*.

Les trois os que je viens de décrire s'articulent par suture dans la *cavité cotyloïde*.

DES MEMBRES.

Ils sont composés d'os articulés à la suite les uns des autres; les membres antérieurs se nomment *thorachiques* et les postérieurs *abdominaux*.

DES MEMBRES THORACHIQUES. Ils se composent de dix-neuf os.

Le *scapulum* ou *omoplate*. Cet os, qui sert de base à l'épaule, est garni, à sa partie supérieure, d'un large cartilage qui adoucit les frottemens ; sa partie externe présente une crête nommée *apophyse acromiane*, et sa partie inférieure et antérieure offre une autre éminence appelée *coracoïde*.

L'*humerus* s'articule par genou avec le scapulum ; il présente en avant et à sa partie supérieure plusieurs éminences appelées *trochitaires*.

Le *cubitus* s'articule par charnière parfaite avec le précédent ; il offre postérieurement et supérieurement l'*apophyse olécrane* qui sert de base au coude.

Les *os du genou* ou *carpiens*, au nombre de sept, font suite au cubitus ; un d'eux, situé hors de rang, à la partie latérale postérieure externe, prend, à cause de sa position et de sa forme, le nom de *suscarpien* ou d'os crochu.

L'*os du canon* ou *grand métacarpien* s'articule par charnière parfaite avec les carpiens ; il est arrondi.

Les *deux péronnés* ou *petits métacarpiens* sont situés derrière le précédent ; ils se terminent par un petit bouton sensible à l'extérieur.

Les *sésamoïdes* sont placés au bas du canon.

L'*os du paturon* ou *premier phalangien* fait suite au canon.

L'*os de la couronne* ou *deuxième phalangien* vient après l'os du paturon.

L'os du pied ou *troisième phalangien* termine le membre; ces trois os sont articulés par charnière parfaite.

Le *naviculaire* est situé derrière l'os du pied; il est fort petit et ses mouvemens sont très-bornés.

DES MEMBRES ABDOMINAUX. Ils sont formés par dix-neuf os.

Le *fémur*, le plus gros des os du squelette; il présente à sa partie latérale supérieure interne, une tête qui s'articule par genou dans la cavité cotyloïde. Les *trochanters*, divisés en grands et petits, sont des tubérosités situées à la partie latérale supérieure externe.

La *rotule* sert de base au grasset; elle s'articule par coulisse avec le fémur.

Le *tibia* fait suite au fémur; il forme la jambe à l'extérieur.

Le *péronné proprement dit* est situé derrière le tibia et un peu sur le côté.

Les *os du jarret* ou *tarsiens*, au nombre de six, sont intermédiaires entre le tibia et le canon. Le premier et le plus saillant se nomme *calcaneum*, il s'articule avec l'*os de la poulie*, ainsi appelé à cause de sa ressemblance avec cette machine; les quatre autres tarsiens, disposés sur deux rangs, n'ont point de noms particuliers.

Le reste du membre est composé de neuf os, absolument conformés comme dans le membre antérieur, abstraction faite de leur volume, aussi ont-ils reçu les mêmes noms, excepté cependant que le canon s'appelle encore *grand métatarsien* et les péronnés *petits métatarsiens*.

DES CARTILAGES.

On appelle ainsi des parties mi-molles et mi-dures sujettes à s'ossifier ; leur couleur est d'un blanc bleuâtre. Les cartilages sont très-répandus dans l'animal : dans la tête, outre ceux du larynx et de la trachée-artère, on trouve une portion de la même substance qui forme la *cloison cartilagineuse* des fosses nasales.

Les oreilles ont aussi pour base trois cartilages ; le supérieur et le plus considérable prend le nom de *conque*; les deux autres, situés au-dessous du précédent, sont appelés cartilages *scutiformes*.

Toutes les vertèbres sont unies entr'elles par un cartilage nommé *fibreux*, à cause de sa contexture.

Le scapulum est garni à sa partie supérieure d'une large expansion cartilagineuse, pour empêcher la lésion des parties molles qui environnent cet os.

Les pieds offrent postérieurement des cartilages qui se décomposent, lors de l'existence
de l'affection appelée javart.

Tous les abouts articulaires sont revêtus de
cartilage *incrusté*, qui a pour objet de rendre
les mouvemens plus doux. Il existe en outre
des articulations qui admettent un coussinet
cartilagineux intermédiaire, pour remédier au
peu de rapport de leurs abouts; ces cartilages,
que l'on appelle *interarticulaires*, se retrou-
vent dans l'articulation du maxillaire avec les
temporaux, et dans celle du fémur avec le
tibia.

Le sternum est garni d'un cartilage qui prend
le nom de *xiphoïde*, et toutes les côtes sont ter-
minées par une substance de la même nature.

ANATOMIE DES DENTS.

Les dents sont des parties très-dures, reçues
dans les cavités des os maxillaires : elles sont
formées de trois substances; une osseuse la
plus considérable; l'autre, de la nature de
l'ivoire, forme les lames entre lesquelles est
située la substance précédente; enfin la troisième, qui est noirâtre, n'est admise que par
quelques auteurs, elle constitue le *germe de
fève* dans les dents de devant.

Le corps de la dent se divise en partie *libre*

ou *externe*, et en partie *enchassée* ou *interne*. La partie libre offre la *table* et les *côtés*; la table est l'endroit où s'opère le frottement; les côtés sont unis dans certaines dents et sillonnés dans d'autres.

On appelle *colet* l'espèce de rétrécissement qui se remarque ordinairement à la séparation de la partie libre et de la partie enchassée.

L'*émail* est une partie blanche et cassante qui revêt la partie externe de la dent.

Les dents, au nombre de quarante dans le cheval, se divisent en *molaires*, *incisives* et *crochets* : les premières sont au nombre de vingt-quatre, les secondes au nombre de douze, et les troisièmes au nombre de quatre; les jumens sont ordinairement dépourvues de ces dernières dents.

Les incisives ont toutes des noms particuliers; les deux du milieu se nomment *pinces*, celles qui les avoisinent *mitoyennes*, et celles qui les terminent latéralement *coins*.

ANATOMIE DE L'OEIL.

Les parties qui composent l'œil sont divisées en *accessoires* ou *environnantes*, et en *essentielles* ou *constituantes*. Ces dernières comprennent l'œil proprement dit.

DES PARTIES ENVIRONNANTES.

Ce sont les os, les paupières et leurs annexes, les muscles et les graisses.

Les paupières sont au nombre de deux, une supérieure et l'autre inférieure ; elles sont mues par deux muscles, l'un *orbiculaire* ou *lacrymo-palpébral* existe au pourtour des deux paupières, et les maintient fermées pendant le sommeil ; l'autre, appelé *releveur* ou *orbito-palpébral*, relève la paupière supérieure et met l'œil à découvert ; le bord des paupières est garni de longs poils appelés *cils*.

Les *tarses* sont des petites portions cartilagineuses qui empêchent les paupières de se rider ; entre chaque tarse sont placées les glandes de *meïbomius*, qui ont leurs canaux excréteurs situés au-dessous de l'implantation des cils, ce qui leur a fait donner le nom de *points ciliers*.

La commissure des paupières forme deux angles, l'un du côté du nez, appelé *nasal* ou *grand angle* ; l'autre, du côté des tempes, nommé *temporal* ou *petit angle* ; c'est à ce dernier qu'est placé la *glande lacrymale* qui secrète les larmes. Ces dernières sont portées à la partie moyenne interne de la paupière, par différens canaux nommés *hygrophtalmiques* ;

da là elles se répandent sur toute la partie antérieure de l'œil, sont dirigées ensuite vers le grand angle, où elles rencontrent la *caroncule*, qui les force à entrer dans un réservoir commun, appelé *sac lacrymal*. Les larmes passent ensuite dans l'*égoût nasal* pour venir, par l'embouchure de ce canal, située à la partie inférieure de la cloison, couler au dehors sous la forme de petites gouttes d'eau.

La *conjonctive* est une membrane très-fine qui joint les paupières au globe de l'œil; elle enveloppe, dans le grand angle, un morceau de cartilage nommé *corps clignotant*.

Les muscles de l'œil sont au nombre de sept, le *releveur*, l'*abaisseur*, l'*adducteur* et l'*abducteur* : ces noms indiquent assez leurs fonctions; il y a en outre le *grand* et le *petit oblique* qui impriment à l'œil de légers mouvemens de rotation; enfin le bulbe est fixé au fond de l'orbite par un gros muscle nommé *orbiculaire* ou *grand droit postérieur*.

L'espèce de coussinet moëlleux, sur lequel repose l'œil, est formé par les *graisses*.

DES PARTIES CONSTITUANTES.

Les parties constituantes se subdivisent en membranes et humeurs.

Des membranes. Elles sont au nombre de cinq.

1.° La *sclérotique* ou *cornée opaque* est la plus forte et la plus dense des membranes, elle forme la *coque de l'œil*; son fond donne passage au *nerf optique*. Le bord antérieur de la sclérotique reçoit les aponévroses des muscles qui forment une circonférence blanche appelée *albuginée*.

2.° La *cornée lucide* est plus bombée que la sclérotique et forme la vitre de l'œil.

3.° La *choroïde* est une membrane très-fine, noirâtre dans sa partie adhérente à la sclérotique; elle forme le *tapetum* à sa face interne; qui est d'un vert bleuâtre. Lorsque la choroïde arrive au niveau de l'albuginée, elle se fixe au bord de la sclérotique par un ligament appelé *cercle irien*; de là elle devient flottante entre les deux cornées, et partage l'œil en chambre antérieure et chambre postérieure, qui communiquent entr'elles par une ouverture *elliptique* à laquelle on a donné le nom de *pupille*. La face de la portion flottante de la choroïde qui regarde la cornée lucide, se nomme *iris*; celle qui est tournée du côté du fond de l'œil est appelée *uvée*.

Les *processus iriens* sont des filamens noirâtres qui partent du cercle irien et viennent adhérer au pourtour du *cristallin*. On voit, d'après cet exposé, que la choroïde forme le *tapetum*, le *cercle irien*, la *pupille*, l'*iris*, l'*uvée* et les *processus iriens*.

4.° La *retine* ou *amphiblestroïde* paraît être l'épanouissement du nerf optique : c'est sur elle que vient agir la lumière ; elle est située sur le *tapetum*, et est comprimée par l'*humeur vitrée*.

L'*hyaloïde* est une membrane diaphane qui enveloppe l'humeur vitrée et le cristallin.

DES HUMEURS. On en reconnaît trois.

1.° L'*humeur aqueuse* : son nom indique sa nature ; elle remplit les deux chambres ;

2.° L'*humeur vitrée* ressemble à du verre en fusion ; elle est maintenue dans des cellules formées par la seconde lame de l'hyaloïde, et apparaît comme une gelée tremblante si on la retire de l'œil ;

3.° L'*humeur cristalline* ou le *cristallin* est logé à la partie antérieure de l'humeur vitrée, dans une espèce de cavité nommée *chaton*. Le cristallin est un corps mollasse et albumineux qui a à peu près la forme d'une lentille.

DE LA VISION.

La *vision* est l'action d'apercevoir les objets extérieurs ; la démonstration de cette opération, une des plus difficiles à expliquer de la philosophie naturelle, exigeant de longs développemens qui ne peuvent être analysés sans être rendus inintelligibles, c'est dans les leçons orales seules que le professeur doit chercher à faire comprendre cette intéressante opération, dont toutes les explications se rattachent à la physique.

DE LA SARCOLOGIE.

La sarcologie comprend, comme nous l'avons dit, l'étude de toutes les parties molles. Nous commencerons par l'examen de la peau, tégument commun qui s'étend extérieurement sur tout le corps de l'animal.

DE LA PEAU.

La peau est l'enveloppe qui garantit les tissus de l'injure des corps extérieurs, et de l'action de l'air atmosphérique : elle est composée de trois membranes ; la plus extérieure se nomme *épiderme* ; elle est insensible, et a la propriété de se renouveler lorsqu'elle est détruite.

La seconde membrane est le *tissu réticulaire* composé d'une quantité de nerfs et de vaisseaux qui s'y multiplient à l'infini. Ce tissu réticulaire est le siége du toucher.

La troisième membrane, appelée *derme*, constitue le cuir proprement dit ; elle est la plus épaisse et la plus forte des trois et ne se reproduit jamais lorsqu'un accident l'a détruite. C'est dans le derme que les poils et les crins ont leurs *bulbes* ; on appelle ainsi des petits corps arrondis qui les produisent.

Les propriétés de la peau sont d'abord de servir de couverture au corps, de plus elle est l'émonctoire de toutes les humeurs inutiles ou nuisibles, qui doivent être évacuées par une multitude de petits canaux, qui présentent tous, à l'épiderme, leurs embouchures appelées *pores*. La *transpiration insensible* est le résultat de cette émonction, dont la *crasse* est le résidu.

La transpiration sensible a lieu, lorsque par suite d'un exercice violent ou d'une grande chaleur, l'excrétion est augmentée ; alors de l'abondance de l'humeur transpirante résulte la sueur. Outre les pores excréteurs, dont je viens de parler, la peau en offre d'autres qui sont absorbans, c'est-à-dire qui portent les fluides de la circonférence au centre, c'est par eux que se propagent les maladies contagieuses.

DU TISSU CELLULAIRE.

On a donné ce nom à une espèce de membrane très-fine, répandue dans tout le corps dont elle unit les différentes parties. Le *tissu cellulaire* est composé d'une multitude de feuillets extrêmement déliés , formant des espèces de cellules irrégulières, qui communiquent toutes entr'elles , et qui servent de réceptacles à la graisse. On distingue facilement ces cellules lorsque de l'air a été introduit sous la peau d'un animal.

DE LA MYOLOGIE.

La myologie est l'étude des muscles, dont nous ne nous occuperons que pour en indiquer l'usage et les fonctions.

Les muscles sont des parties rouges, composées de fibres disposées par faisceaux , réunis entr'eux par du tissu cellulaire. Les muscles opèrent tous les mouvemens par la facilité qu'ils ont de se contracter et de se relâcher.

Le milieu des muscles se nomme *ventre*, et leurs deux extrémités par lesquelles ils se fixent aux os s'appellent *tendons*, si les attaches sont arrondies, et *aponévroses*, si elles sont aplaties.

Le *tendon* et l'*aponévrose* sont composés de

fibres blanchâtres, beaucoup plus serrées qu'au ventre du muscle, dont ils propagent l'action.

L'orsqu'un muscle se contracte il prend ordinairement un point d'appui à une de ses extrémités, qui alors s'appelle *origine*; et, par la contraction qui opère son raccourcissement, il rapproche de son ventre l'autre extrémité, ce qui en opère le mouvement. Cette extrémité mobile se nomme *insertion* : ces deux points varient dans certaines circonstances ; par exemple, dans l'action de se cabrer, le grand muscle *ileo spinal* prend son origine au bassin, et son insertion à l'avant-main ; dans l'action de ruer, au contraire, il a son origine à l'avant-main, et son insertion au bassin.

Les muscles, souvent réunis et souvent séparés dans leur action, sont placés par couches et à la suite les uns des autres, pour se prêter un mutuel secours ; ils sont isolés par une espèce d'enveloppe aponévrotique.

Il y a trois sortes de mouvemens opérés par les muscles :

1.º Le mouvement *naturel* ou *involontaire*, comme celui du cœur, du tube intestinal, etc., qui n'est nullement dépendant de la volonté de l'animal

2.º Le mouvement *animal* ou *volontaire*,

qui est celui par lequel l'animal se meut en
conséquence d'une volonté déterminée , soit
par ses besoins, soit par son instinct ;

3.º Le mouvement *mixte* ; il est partie volontaire, partie involontaire, comme celui de
la respiration, que l'animal peut interrompre
quelques momens, comme quand il est attentif
à quelque bruit ; et augmenter, comme quand
il tousse ou qu'il s'ébroue.

Les mouvemens volontaires se subdivisent
en trois espèces de mouvemens :

1.º Les mouvemens *simples* , dans lesquels il
est des muscles qui sont les principaux moteurs ;
mais il faut remarquer que tous les autres entrent aussi proportionnément en contraction ,
ceux - ci pour diriger le mouvement, ceux - là
pour le contre-balancer ;

2.º Les mouvemens *composés* , comme ceux
dans lesquels l'animal chevale ; alors les muscles
ne se contractent que les uns après les autres ;

3.º Les mouvemens *toniques* , qui sont ceux
dans lesquels la partie est roide , fixe et comme
immobile ; alors les muscles sont tous dans une
égale contraction.

On appelle muscles *antagonistes* ceux qui
ont une action opposée ; ainsi , dans une partie
qui s'étend et se fléchit, les extenseurs seront
antagonistes des fléchisseurs.

Les muscles prennent le nom de *congénères*, lorsqu'ils entrent tous en contraction ensemble dans une même partie, pour opérer des mouvemens violens, comme dans l'action de ruer, de se cabrer, etc.

La nomenclature moderne des muscles, qui a remplacé les anciennes, offre de grands avantages ; elle se prend de l'origine et de l'insertion la plus habituelle des muscles, dont la dénomination est formée de deux mots. Le premier terminé en *o*, indique le point fixe, l'autre son insertion : ainsi les muscles des oreilles sont appelés ou *fronto-oriculaire* ou *parieto-oriculaire*, suivant qu'ils viennent du frontal ou du pariétal.

On conçoit combien, quand on connait les os, il est facile de retenir ces noms, qui donnent la position et la direction des muscles ; mais comme il arrive souvent que quelques-uns de ces derniers deviennent trop compliqués, il est bon de les indiquer par leurs usages, en se servant des expressions très-claires de *releveur*, d'*abaisseur*, d'*adducteur*, d'*abducteur*, d'*extenseur*, de *fléchisseur*, d'*érecteur*, etc.

Comme il nous serait inutile de faire une étude approfondie de chaque muscle, je me bornerai à indiquer ici les usages des *sous-cutanés* et du *diaphragme*.

Les muscles *sous-cutanés* sont ainsi nommés à cause de leur position sous la peau, à
laquelle ils sont adhérens en certains endroits :
ce sont eux qui lui impriment ces frémisse-
mens dont l'animal se sert pour effrayer et
pour chasser les insectes. Ces muscles sont sur-
tout remarquables au thorax et à l'abdomen,
tandis qu'ils sont à peine sensibles à la tête,
l'encolure et la croupe ; ces parties étant suffisamment défendues par le toupet, la crinière
et la queue.

Le *diaphragme* est situé à l'intérieur, entre
la poitrine et l'abdomen, qu'il sépare à la
manière d'une cloison ; sa circonférence est
musculeuse et s'attache à tout le pourtour des
cartilages des fausses-côtes ; son centre est
aponévrotique et convexe du côté du thorax,
de manière qu'il est attiré en arrière quand ses
fibres musculaires se contractent ; c'est alors
que l'action combinée des *inter-costaux*, en
élevant les côtes, contribue à augmenter la
capacité de la poitrine, pour que la quantité
d'air qui doit y être admise soit plus considérable. Le relâchement du diaphragme, qui
le reporte en avant, et l'abaissement des côtes,
par les muscles *expirateurs*, déterminent ensuite l'émission de l'air qui avait été inspiré.

DE LA SPLANCHNOLOGIE.

On appelle ainsi l'étude des viscères ou parties indispensables à la vie.

Les fonctions sont le résultat du travail d'une suite de viscères et d'organes, pour l'accomplissement d'un acte de la vie. Il y a cinq principales fonctions, la *circulation*, la *respiration*, la *digestion*, la *nutrition*, et les *secrétions*. Quatre cavités contiennent les organes et viscères qui exécutent les fonctions ; ce sont :

1.º Le *crâne* qui contient le cerveau ;

2.º Le *thorax*, où sont logés les poumons, le cœur et l'origine des vaisseaux ;

3.º L'*abdomen* qui renferme l'estomac, tout le tube intestinal, ainsi que le foie, la rate, le pancréas, etc. ;

4.º Le *bassin*, où sont placés les organes génitaux et urinaires.

DE LA CIRCULATION.

En traitant de chaque fonction, j'indiquerai d'abord les viscères et organes qui l'opèrent ainsi que leurs usages, après quoi la démonstration physiologique de la fonction deviendra d'une intelligence facile.

La circulation consiste dans le transport du sang à la circonférence, par un mouvement de systole, et de cette circonférence au centre par un mouvement de diastole. Plusieurs viscères et organes concourent à opérer la circulation ; ce sont :

1.º Le *sang*, fluide rouge, visqueux, contenu dans les vaisseaux destinés à le transporter dans tous les tissus pour la nutrition et la réparation des pertes ;

2.º Le *cœur* qui est un viscère creux, susceptible en se contractant de s'ouvrir et de se fermer pour recevoir le sang dans le premier cas, et pour l'expulser dans le second. Le cœur est environné d'une membrane nommée *péricarde* ; il a quatre cavités, deux *oreillettes* et deux *ventricules* ; les premières tiennent en réserve, à sa partie supérieure, le sang qu'elles versent ensuite dans le ventricule qui leur correspond, pour de là être chassé dans les vaisseaux qui lui sont propres ;

3.º Les *vaisseaux* se divisent en *artères* et *veines*.

Les *artères* reçoivent directement le sang du cœur par deux gros troncs qui vont ensuite, en se divisant en rameaux, branches

et ramuscules de la dernière ténuité. Les
artères sont élastiques ; la dilatation qu'elles
éprouvent, lorsque le cœur les gonfle de sang,
et le resserrement qui en est la suite, produisent le pouls.

Les *veines* sont d'une contexture beaucoup
plus fine que les artères et sont apercevables
à l'extérieur dans plusieurs parties ; leur usage
est de rapporter le sang de tous les points de
la circonférence au cœur.

J'explique maintenant la marche du sang
dans la circulation : je le suppose porté par
les artères dans toutes les parties du corps ; les
veines l'absorbent après qu'il s'est dépouillé
de ses principes vivifians, et, à mesure qu'elles
se rapprochent du centre, elles diminuent de
nombre en augmentant de calibre ; elles finissent par verser le sang, au moyen de deux
troncs, dans l'oreillette droite du cœur ; alors
celle-ci se contracte et fait passer le sang dans
le ventricule droit, qui, en se contractant à
son tour, chasse le sang dans les poumons,
dans lesquels il est porté par les artères pulmonaires. Lorsque ce fluide y a reçu de nouvelles propriétés par son contact avec l'air
atmosphérique, les veines pulmonaires s'en
emparent, le rapportent à l'oreillette gauche :
celle-ci le renvoie dans le ventricule gauche,

qui, en se contractant, le chasse dans l'aorte pour être transporté à toute la circonférence.

C'est la succession de ce mouvement du sang qui constitue la circulation, dont la cessation ne peut avoir lieu sans que la mort s'en suive.

DE LA RESPIRATION.

La respiration se compose de l'inspiration ou entrée de l'air dans les poumons, et de l'expiration qui est son expulsion.

L'air atmosphérique est la cause efficiente de ce travail : les moyens de conduction du fluide sont les cavités nasales, le larynx, la trachée-artère et ses prolongemens ; enfin le poumon est le réservoir commun où l'air et le sang viennent se combiner. Je vais donner des détails sur chacune de ces parties.

L'air atmosphérique est cette couche de fluide invisible, élastique, pesant, dilatable et compressible qui environne le globe terrestre : il est composé de deux gaz, l'oxigène et l'azote qui sont regardés comme ses principes constitutifs ; outre ces gaz, l'air est toujours combiné avec le calorique, l'eau et d'autres principes souvent délétères, tel que le gaz acide carbonique.

L'azote et l'acide carbonique respirés seuls sont mortels ; l'oxigène, au contraire, alimente la vie.

Les *cavités nasales*, divisées en deux, reçoivent d'abord l'air qui y subit une espèce de préparation ; en effet, il y rencontre la surface des cornets, qui, à l'aide de la membrane pituitaire qui les revêt ainsi que toutes les fosses nasales, l'échauffe et commence son animalisation. Ces cornets divisent l'air introduit en trois colonnes ; une pénètre les cornets eux-mêmes, et vient agir sur l'ethmoïde où elle transmet les odeurs ; une autre est introduite dans les sinus de la tête ; enfin la troisième est dirigée dans l'arrière-bouche, où elle se mêle avec les deux autres colonnes, pour de là pénétrer dans la poitrine.

Le *larynx* est l'orifice supérieur du canal qui doit conduire l'air de l'arrière-bouche dans les poumons ; il est formé de cinq cartilages qui servent à moduler la voix, et à ouvrir et à fermer la glotte pour l'admission de l'air dans la trachée, et pour empêcher que les alimens ne puissent y pénétrer lors de la mastication et de la déglutition.

La *trachée-artère* est un tube composé de cerceaux cartilagineux : elle commence au larynx et finit aux premières côtes ; là elle se divise en deux canaux nommés *bronches* , qui se rendent de chaque côté du poumon pour s'y ramifier ensuite à l'infini ; les dernières ramifications se terminent par une petite vésicule membraneuse où l'air vient enfin se rendre. La trachée-artère et ses subdivisions sont toutes cartilagineuses afin que l'air puisse y circuler librement ; et , pour faciliter encore le passage de ce fluide , l'intérieur est revêtu d'une membrane qui filtre une mucosité de la nature de celle qui est extraite par la pituitaire.

Le *poumon* est formé de deux *lobes* ; l'un droit et l'autre gauche : chacun d'eux est enveloppé d'une espèce de sac membraneux auquel on a donné le nom de *plèvre*. De l'adossement de chaque portion de cette plèvre , adossement qui arrive au milieu du thorax , résulte une véritable cloison qu'on appelle *médiastin* , et entre lequel est placé le cœur et le conduit des alimens.

Le poumon présente une multitude de vaisseaux dont les uns amènent du ventricule droit le sang autour des vésicules des ramifications bronchiques , pour y être combiné avec l'air , après quoi d'autres s'en chargent pour le ramener à l'oreillette gauche. Le tissu du poumon n'offre donc qu'un composé d'artères et de veines jointes aux divisions des bronches et unies entr'elles par du tissu cellulaire.

2 *

J'indique maintenant la manière dont s'opère la respiration. D'abord le diaphragme en se portant en arrière et les côtes en s'élevant par le jeu des muscles inter-costaux, augmentent, par cette action combinée, la cavité thorachique dans laquelle l'air pénètre de suite, pressé qu'il est par l'atmosphère. Voilà l'inspiration dont le mécanisme d'un soufflet donne une idée très-juste.

L'air se répand aussitôt dans toutes les divisions bronchiques, parvient aux vésicules dans lesquelles il se fait un échange de principes entre lui et le sang qui environne ces mêmes vésicules. En effet, l'air cède son calorique et son oxigène, dont la combinaison avec le sang produit en ce dernier plus de chaleur, de fluidité et de principes vivifians. Tout en absorbant le calorique et l'oxigène le sang cède à l'air, avec lequel il est en contact, les gaz dont il se trouve surchargé, tels que l'acide carbonique, un peu d'hydrogène, et des vapeurs aqueuses très-apercevables dans les temps froids.

Après cette opération, le diaphragme se reporte en avant et les côtes s'abaissent, ce qui, en diminuant la cavité de la poitrine force l'air à sortir; voilà l'expiration. Il est inutile de remarquer que l'air expiré sera privé d'oxigène, aura la même quantité d'azote qu'avant l'inspiration, et sera chargé d'une plus grande dose d'acide carbonique.

DE LA DIGESTION.

On comprend sous ce titre, tous les changemens que les alimens éprouvent, depuis leur entrée dans la bouche jusqu'à leur sortie par l'anus.

On divise le grand nombre d'organes et de viscères qui servent à cette fonction en parties principales et parties accessoires. Les premières comprennent le long canal qui commence aux lèvres et finit au bord postérieur du bassin : les secondes sont les *glandes*, les *membranes*, les *vaisseaux* et les divers *réservoirs* placés autour du *tube intestinal.*

Je vais donner quelques détails sur chacune de ces parties ; après quoi j'expliquerai la marche des alimens et les diverses élaborations qu'ils éprouvent.

Des *lèvres* et des *dents*. Les lèvres et les incisives ont pour usage de saisir et de couper les alimens, après quoi l'action des molaires les broie. La première opération se nomme *préhension* ; la seconde, *mastication.*

De la *langue*. Elle est formée d'un muscle appelé *lingual* ; la membrane qui entoure la

langue est garnie, à sa face supérieure, d'une
nfinité de houpes nerveuses qui reçoivent les
impressions des saveurs.

Le *palais*, sur lequel se font les mêmes impressions, est formé de sillons transversaux;
il se joint à tout le reste de la *membrane
bucale* qui aboutit à l'œsophage.

De l'*œsophage*. Son orifice se nomme *pharynx* : la disposition de cette partie est telle,
qu'elle n'est ouverte que quand le larynx est
fermé, et réciproquement. L'œsophage, qui fait
suite au pharynx, chemine entre les vertèbres
et la trachée, de là il passe entre les deux
lames du médiastin, traverse obliquement le
diaphragme et a son embouchure dans l'estomac. Ce canal est formé de deux membranes;
la plus extérieure est musculeuse et a un
mouvement de contraction d'avant en arrière
appelé *péristaltique*; la membrane interne est
blanchâtre et ridée, et enduite d'une mucosité
assez épaisse.

De l'*estomac*. Ce viscère qu'on appelle encore *ventricule*, est creux et ressemble à une
cornemuse; il est situé dans l'abdomen, derrière le diaphragme; il a deux ouvertures situées aux endroits où la petite courbure qu'il
présente se réunit à la grande : une de ces ouvertures, qui est l'embouchure de l'œsophage,

se nomme *œsophagienne*; l'autre qui est l'orifice des intestins s'appelle *pilor*. L'estomac est
formé de trois membranes; la plus extérieure
est musculeuse; la deuxième est nerveuse; la
troisième, sur laquelle reposent les alimens,
paraît filtrer le *suc gastrique*.

Des *intestins*. On appelle ainsi ce tube d'une
grosseur irrégulière, qui commence à l'estomac
et finit à l'anus; les intestins se divisent en *intestins grêles* et en *gros intestins*; ces derniers
se subdivisent en *cœcum*, *colon* et *rectum*.

Les *intestins grêles* suivent immédiatement
l'estomac; ils sont assez régulièrement contour-
nés. Le *cœcum* qui vient après est le premier
des gros intestins; il est très-volumineux,
porte directement sur la tunique abdominale
et occupe, avec le *colon* qui lui fait suite,
toute l'étendue qui existe entre le diaphragme
et le bassin. Le *rectum* est le dernier et le plus
court des intestins; il traverse horizontale-
ment le bassin, et est habituellement fermé
à son orifice extérieur par un muscle appelé
sphincter.

Du *péritoine*. On a donné ce nom à une
membrane séreuse de la nature de la plèvre.
Elle prend différens noms, selon les régions
qu'elle occupe : elle tapisse toute la cavité abdominale, fournit au niveau des lombes un

prolongement appelé *mésentère* qui soutient les intestins; dans l'intérieur de ce mésentère sont situés les vaisseaux *lactés* ou *chylifères*, petits canaux absorbans qui pompent le chyle dans les intestins, et qui le charient ensuite dans un réservoir commun nommé *sous-lombaire*, à cause de sa situation. Le péritoine enveloppe encore l'estomac, fournit des ligamens au foie qu'il attache aux vertèbres et au diaphragme, et à la rate qu'il fixe à l'estomac; enfin, continuant son trajet, le péritoine sépare la cavité abdominale de celle du bassin.

Des *glandes salivaires*. Elles se subdivisent en *parotides*, *glandes maxillaires* et *sous-linguales*; ce sont elles qui fournissent la salive dont les propriétés dissolvantes préparent les alimens à de nouvelles élaborations.

Du *foie*. On appelle ainsi un gros viscère glanduleux et brunâtre : il extrait du sang la bile, qui est ensuite rassemblée dans la vésicule du fiel, pour de là être versée à la naissance de l'intestin grêle et servir à la dissolution des alimens. Le foie est divisé en trois lobes; le plus gros est placé au côté droit.

De la *rate*. Elle est placée près de l'estomac. On suppose que son usage est de servir de réservoir au sang qui est nécessaire à l'instant où se fait la première digestion.

Du *pancréas*. On a donné ce nom à un corps glanduleux qui fournit un suc auxiliaire de la bile.

Examinons maintenant comment se fait la digestion. Les lèvres et les incisives saisissent et coupent les alimens, qui sont ensuite dirigés par la langue sous les tables des molaires, où s'opère leur trituration pendant laquelle ils sont imprégnés de salive. Après cette opération, ils sont rassemblés en une espèce de pelote nommée bol alimentaire, qui est dirigé dans l'arrière-bouche par un mouvement de la langue; là, ce bol passe par-dessus la glotte qu'il rapproche de l'épiglotte, pénètre le pharynx, et entre dans l'œsophage qui le dirige dans l'estomac par le mouvement péristaltique dont le tube œsophagien est susceptible.

Les bols alimentaires se rangent dans l'estomac, suivant leur ordre de déglutition. Lorsque la faim est appaisée, la première digestion s'opère; elle a pour résultat de changer tous les alimens en une pâte homogène appelée *chyme*, qu'il ne faut pas confondre avec le *chyle*.

Ce premier acte d'assimilation terminé, le *pilor* se dilate, le chyme pénètre dans les intestins grêles où il est mélangé avec les sucs biliaires et pancréatiques qui, de concert avec le mouvement des intestins, liquéfient le chyme, et font surnager à la surface interne du tube un fluide blanchâtre, doux et laiteux, appelé *chyle*, pompé avidement par l'orifice des vaisseaux chylifères qui le transportent dans le réservoir sous-lombaire. De ce réservoir le chyle est transporté par le canal thorachique dans la poitrine, là il est déposé dans la veine cave antérieure qui le conduit à l'oreillette droite du cœur, où il est versé dans le torrent de la circulation.

Les alimens continuent à parcourir lentement les tortuosités du tube, et après avoir traversé le cœcum, le colon et le rectum, où ils se dépouillent de tous les sucs nourriciers qu'ils contenaient, ils forcent la résistance du sphincter, et sont expulsés par l'anus sous le nom de matières fécales.

Telle est la marche que suivent les alimens dans cette admirable fonction.

DES SECRÉTIONS

On entend par ce mot la propriété qu'ont certains corps, appelés *glandes*, d'extraire du sang un fluide propre à chacune d'elles.

Les glandes, composées d'artères et de veines, réunies à de petits corps arrondis, peuvent être considérées comme les véritables filtres de la matière séparée du sang.

Nous avons déjà eu occasion de parler, à l'article de la digestion, d'une multitude de glandes ; nous allons examiner celles qui sont répandues dans le reste du corps.

La tête, outre les glandes salivaires, offre dans les oreilles les petites glandes qui filtrent le *cerumen*. Le cerveau en offre une grande quantité ; l'une d'elles, appelée glande pinéale, a été regardée comme le siége de l'âme.

On appelle *cryptes* ou *follicules* de petits points glanduleux répandus dans une grande quantité de tissus.

Je terminerai ce chapitre en parlant des organes urinaires, car l'urine est une véritable secrétion et non le résidu de la digestion. Les glandes qui l'extraient du sang sont au nombre de deux ; elles sont appelées *reins* et fixées sous les vertébres lombaires. Les reins ont à peu près la forme d'un haricot ; l'urine, qui doit être considérée comme l'émonction du sang, est amassée dans un petit réservoir appelé *bassinet des reins*, de là elle est portée dans la vessie par les canaux urétaires. Lorsque cette dernière se trouve suffisamment chargée elle se contracte, force l'urine à enfiler le canal de l'*urètre*, pour de là être expulsée au dehors.

DE LA NUTRITION.

Elle doit être considerée comme le complément des quatre fonctions que je viens de décrire : en effet, c'est par elle que se réparent les pertes sans cesse occasionnées par les actions combinées de l'air, du calorique et des frottemens ; c'est par elle que le sang artériel, chargé de ses principes vivifians, éprouve dans tous les tissus une véritable transubstantiation qui le métamorphose en la substance même de ces tissus. Sans cette force d'assimilation nutritive, l'animal est toujours maigre et languissant. Car tel sujet mange beaucoup, digère bien, et cependant reste faible parce que la nutrition se fait mal chez lui ; tel autre mange peu, mais ses forces nutritives étant très-exaltées, il se maintiendra toujours vigoureux et en bon état.

DES ORGANES GÉNITAUX.

Ces parties sont, dans le mâle, le membre, les testicules et leurs annexes ; dans la femelle, le vagin, la matrice, les ovaires et leurs annexes également.

Du *membre*. Il est encore appelé *penis* ; il est formé d'une substance celluleuse où s'accumule le sang lors de l'érection, et donne passage au canal de l'urètre par lequel s'écoule l'urine et la matière séminale.

Du *fourreau*. Il est formé par la peau et le *dartos*, sorte de tissu élastique qui se prolonge en arrière sur l'enveloppe des testicules.

Du *scrotum*. On a donné ce nom à la peau dans laquelle sont contenus les testicules. Le *périnée* est cette peau fine et lisse qui s'étend depuis l'anus jusqu'aux organes de la génération dans le mâle, et jusqu'aux mamelles dans la jument. Le *raphé* est l'espèce de couture qui se remarque au milieu du périnée.

Des *testicules*. On appelle ainsi les deux corps glanduleux destinés à filtrer le sperme ; ils ont à peu près la forme des reins et sont soutenus par le *cordon* spermatique qui, avant de se réunir aux testicules, forme une multitude de replis desquels résultent les *épididymes*. Pour que le cordon spermatique ne soit pas tiraillé, il est environné d'un muscle nommé *crémaster*.

A mesure que le sperme se forme, les vaisseaux *déférens* qui traversent tout le cordon le charient dans l'abdomen pour le déposer dans les trois vésicules séminales. Elles ont leur débouché dans le canal de l'urètre où elles versent au besoin le liquide qu'elles tiennent en réserve.

Des *prostates*. On nomme ainsi les glandes qui forment un liquide qui précède, accompagne et suit le passage du sperme lors de l'éjaculation, afin de mettre la semence à l'abri de l'action des sels urinaires.

De la *vulve*. C'est l'ouverture extérieure des organes génitaux chez la femelle ; on y distingue les *lèvres* et le *clitoris* où est le siège de ces chatouillemens excessifs qui provoquent l'émission de la semence.

Du *vagin*. On appelle ainsi ce canal qui conduit de la vulve au corps de la matrice, et qui sert comme d'étui au membre lors du coït.

De la *matrice*. Elle est formée de plusieurs membranes, et douée d'une très-grande contractilité. La forme d'une bouteille donne une idée assez exacte de celle de la matrice dont le vagin forme le cou.

Des *ovaires*. On trouve derrière la matrice deux corps arrondis appelés ovaires, où plusieurs auteurs pensent que sont déposés les œufs qui leur paraissent être les élémens premiers qui forment le fœtus. Les ovaires communiquent à l'intérieur du corps de la matrice par deux canaux appelés *trompes de fallope*.

Des *mamelles*. Elles sont formées par les glandes mammaires qui extraient du sang ce liquide blanc, séreux et doux, appelé lait, et qui sert de nourriture au jeune animal pendant les premiers temps de la vie.

DE LA SENSIBILITÉ.

La sensibilité est la propriété par laquelle l'animal reçoit l'impression des objets extérieurs. Le cerveau et les nerfs en sont les organes directs; c'est par eux que l'animal communique avec tous les corps susceptibles d'être vus, entendus, goûtés, sentis et touchés.

Du *cerveau*. Il est renfermé dans les os du crâne; c'est un viscère blanchâtre et pulpeux, divisé en *cerveau proprement dit* et *cervelet*. Le prolongement du cerveau qui règne dans l'intérieur de toutes les vertèbres se nomme *rachis*. Le cerveau, divisé en deux lobes, est enveloppé de deux membranes; la plus extérieure est la *meninge* ou *dure-mère*, la seconde se nomme *méningine* ou *pie-mère*.

Du *cervelet*. Il existe à la partie postérieure du cerveau, est divisé en quatre lobes, et a dans son intérieur un ventricule qui paraît être le réservoir du sang qui fournit les matériaux pour suffire au travail qui se fait dans cette partie.

Des *nerfs*. On appelle ainsi des espèces de rameaux fournis soit par le cerveau, soit par

la moëlle épinière ; ils forment de petits cor-
dons blancs revêtus d'une espèce de gaine appelée *névrilême*.

Les nerfs fournis par le cerveau sont parti-
culièrement chargés de l'exercice des sens; ils
sont au nombre de vingt, dix de chaque côté
qui forment les dix *paires*.

Les autres nerfs fournis par la moëlle épinière sortent entre chaque vertèbre; ils se divisent dans tous les tissus en se ramifiant à
l'infini, et viennent finir sous l'épiderme où
ils se dépouillent de leurs névrilêmes.

DES SENSATIONS

On appelle ainsi l'action des nerfs dans les
impressions qu'ils reçoivent des objets extérieurs. Il y a cinq sens; la vue, l'ouïe, l'o-
dorat, le goût et le toucher.

De la *vue*. L'œil est le siége de ce sens; il a
dans son fond l'épanchement du *nerf optique*
sur lequel la lumière vient faire impression.

De l'*ouïe*. C'est dans l'oreille que réside ce
sens : son appareil est très-compliqué; on y
distingue des cartilages, des muscles, un tam-
bour, un marteau, une enclume, un étrier,
un vestibule, des fenêtres, etc.; c'est sur le
nerf *acoustique* que les rayons sonores viennent agir.

De l'*odorat*. Il a pour siége les cellules ethmoïdales, qui reçoivent l'épanchement des nerfs olfactifs sur lesquels viennent faire impression les molécules dégagées par les corps odorans.

Du *goût*. Il réside dans les houpes nerveuses répandues sur la membrane supérieure de la langue et sur celle du palais; ce sens est assez développé dans le cheval.

Du *toucher*. Ce sens si exquis dans l'homme est très-obtus dans le cheval; il semble, selon quelques auteurs, résider essentiellement au bout du nez; en effet, c'est avec cette partie que l'animal semble palper les objets qu'il veut reconnaître.

www.ingramcontent.com/pod-product-compliance
Ingram Content Group UK Ltd.
Pitfield, Milton Keynes, MK11 3LW, UK
UKHW031751170726
13836UKWH00002B/974